Jana Varga-Steininger

Face Up
Gesichtstraining für zuhause

Für Richard und Julia

Die Natur gibt uns das Gesicht,
das wir mit zwanzig Jahren haben,
das Leben formt das Gesicht,
das wir mit dreißig haben.
Aber das Gesicht, das wir danach haben,
das müssen wir uns selbst verdienen.

Coco Chanel
1883–1971

INTERAKTIVES LESEVERGNÜGEN MIT DER FREYA-BÜCHER-APP!
Ab sofort können Sie unsere Bücher mit der *kostenlosen* App interaktiv entdecken. Videos, Zusatzinhalte und mehr Informationen aus den Freya Büchern steigern Ihr Lesevergnügen und bieten Ihnen faszinierende Einblicke.

So einfach geht's:
1. Laden Sie die *kostenlose* Freya-Bücher-App im Google Play Store oder im Apple App Store auf Ihr Smartphone oder Ihr Tablet.
2. Wählen Sie Ihr Buch aus der Liste in der Freya-Bücher-App aus und drücken Sie auf „Bild scannen". Automatisch wird Ihre Kamera aktiviert.
3. Halten Sie Ihr Smartphone oder Ihr Tablet jeweils über die Bilder in Ihrem Buch, die mit einem kleinen Handysymbol versehen sind.
4. Dann öffnen sich die zusätzlichen interaktiven Elemente von selbst. Schon haben Sie Zugang zu weiteren Informationen und Videos aus dem Buch.

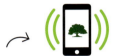
Bilder mit diesem Symbol scannen

Hinweise:
Sollten die Bilder von der App nicht erkannt werden, stellen Sie bitte sicher, dass das Buch ausreichend beleuchtet ist, und verringern Sie gegebenenfalls den Abstand zur Kamera. Ihr elektronisches Gerät muss mit dem Internet verbunden sein.

FREYA APPT!

ISBN 978-3-99025-356-4

© 2019 Freya Verlag GmbH
Alle Rechte vorbehalten

Layout: freya_art, Alyssa Kamoun
Lektorat: Dorothea Forster
Titelfoto: Rußkäfer, www.russkaefer.at
Fotos: Christina Diwold
Illustrationen: Fotolia © Valenty, derplan13, RetroColoring.com, ColorValley

printed in EU

Anmerkung: Alle Übungen und Empfehlungen wurden von der Autorin nach bestem Wissen und Gewissen geprüft. Dieses Buch ersetzt keine Behandlung oder Beratung durch einen Arzt. Jegliche Haftung ist ausgeschlossen, Anwendung auf eigene Gefahr.
Alle in diesem Buch verwendeten eingetragenen Warenzeichen, Handelsnamen und Gebrauchsnamen, auch wenn sie nicht als solche gekennzeichnet sind, unterliegen den entsprechenden Schutzbestimmungen.

Jana Varga-Steininger

FACE UP

GESICHTSTRAINING FÜR ZUHAUSE

INHALT

WARUM GESICHTSMUSKELTRAINING? 7
    Die Methode 7
    Aber was genau bringen meine Gesichtsübungen? 8
    Welches Ergebnis können Sie erwarten? 10
    Schlechte Gewohnheiten ändern 12

WIE TRAINIERT MAN RICHTIG? 14
    Zeitaufwand und der innere Schweinehund 14
    Spiegel 16
    In den Alltag einbauen 17
    Bei Falten dagegenhalten 19
    Die Aufgabe der Finger 20
    Was man gern macht, macht man gut! 20
    Das Training selber steigern 21
    Visualisieren 22
    Ziel 22

WIR LEGEN LOS, DIE ÜBUNGEN! 24
    Vorbereitung 24

ÜBUNGEN AB SEITE 27
VIDEOS ZU ALLEN ÜBUNGEN

SIE HABEN ES GESCHAFFT! 76
ÜBER MICH 78

DIE GUTEN-MORGEN-ÜBUNGEN … 27
- Muskeln aufwecken … 28
- Upside Down … 30

STIRN- UND AUGENÜBUNGEN … 33
- Stirn trainieren I … 34
- Stirn trainieren II … 36
- Rollende Augen … 38
- Augen kneifen … 40
- Katzenaugen I … 42
- Katzenaugen II … 44
- Augenringe … 46

NASEN- UND LIPPENÜBUNGEN … 49
- Nasolab I … 50
- Nase … 52
- Lippen pressen … 54
- Mundwinkel … 56

WANGEN- UND HALSÜBUNGEN … 59
- Popeye … 60
- Wangenwände I … 62
- Wangenwände II … 64
- Zähne zeigen … 65
- Fäuste machen … 66
- Hals kräftigen … 68
- Hände hinterm Rücken … 70

OBERARME UND DEKOLLETÉ … 73
- Dekolleté … 74
- Oberarme … 75

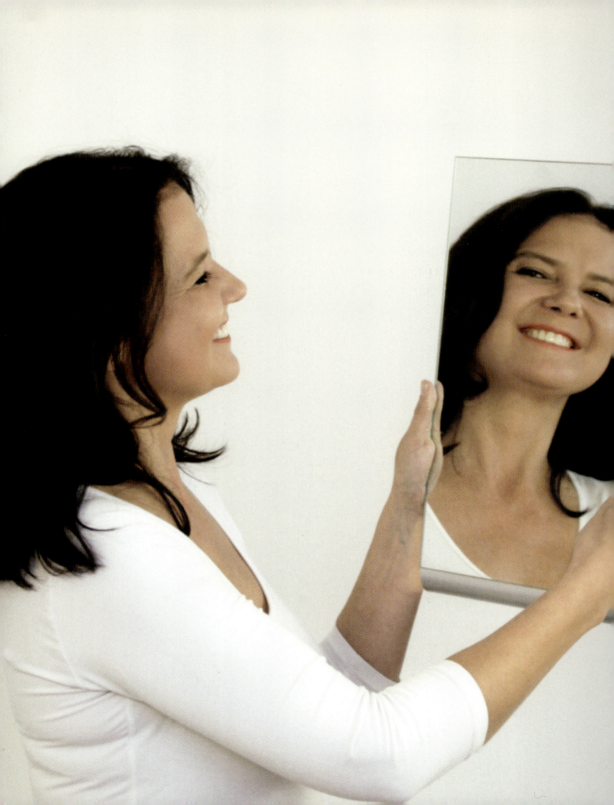

Warum Gesichtsmuskeltraining?

Die Methode

Ich glaube, es versteht sich von selbst, dass Gesichtsmuskeln genau die gleichen Eigenschaften aufweisen wie Körpermuskeln.

Es ist für Sie sicher einleuchtend, dass Sie durch regelmäßigen Sport Ihren Körper fithalten und dadurch wünschenswerte Änderungen an Ihrem Körper vornehmen können.

Und genauso logisch ist, dass Sie durch gezieltes, regelmäßiges Training Ihrer Gesichtsmuskeln auch Ihr Gesicht trainieren und dadurch *Veränderungen* in ihm herbeiführen können.

Die Gesichtsübungen sind auf **bestimmte Zonen** aufgeteilt, für jede Zone gibt es eigene Übungen. Wie beim Körper, so ist auch beim Gesicht das gesamtheitliche Bild zu verändern. Nur eine Stelle zu trainieren ist einfach zu wenig und nur das Training im Vordergrund zu sehen und die anderen maßgeblichen Faktoren wie gesunde Ernährung und einen gesunden Lebenswandel außer Acht zu lassen bringt auch nicht den gewünschten Erfolg.

Die Methode basiert also darauf, dass das *gesamte Gesicht* von oben bis unten gezielt trainiert wird. Sie legen den Fokus auf Ihr Gesicht und bewegen – wahrscheinlich zum ersten Mal in Ihrem Leben – ganz bewusst nur bestimmte Muskeln im Ihrem Antlitz.

DAS IST DIE METHODE, IN WENIGEN WORTEN AUF DEN PUNKT GEBRACHT.

Aber was genau bringen meine Gesichtsübungen?

Gesichtstraining verringert die Quantität und Intensität der Falten. Falten, die Sie schon haben, können etwas gelindert werden, sie können *weniger* oder zumindest etwas *heller* werden. Auf jeden Fall werden sie im Laufe der Zeit nicht tiefer, als sie schon in den letzten Jahren wurden.

Die Haut wird straffer. Greifen Sie Ihr Gesicht an, jetzt gleich, und fühlen Sie Ihre Haut. Greifen Sie dann zum Vergleich wieder Ihre Gesichtshaut bewusst an, nachdem Sie die Übungen gemacht haben. Sie werden merken, wie sich Ihre Haut verändert hat. Sie wurde straffer.

Eine *bessere Durchblutung* und ein *feineres Hautbild* entstehen durch das mit Sauerstoff angereicherte Blut, das durch die Übungen Ihr Gesicht durchströmt. Dieses wurde selten so bewusst und häufig mit Blut versorgt, was sich auf Ihr Hautbild unmittelbar auswirkt. Diesen Effekt merken Sie vor allem auch beim Cremeauftragen und beim Schminken, Sie nehmen sehr bald wahr, dass die Oberfläche Ihrer Haut feiner wird.

IHR AUSSEHEN WIRKT INSGESAMT FRISCHER. ALLES IST FEINER, ROSIGER, GESCHMEIDIGER.

Es kann auch ein schmales Gesicht durch das Training etwas runder werden, aber das spielt sich alles in einem Bereich ab, den man kaum mit dem Auge erfassen kann. Eine grobe Veränderung Ihres Gesichts findet nicht statt, Ihre Gesichtsform bleibt natürlich so, wie sie ist.

Generell kann man davon ausgehen, dass sich alle Änderungen im *minimalen Bereich* abspielen.
Ihr Umfeld wird wahrnehmen, dass irgendetwas anders ist bei Ihnen, ich glaube aber nicht, dass Sie direkt angesprochen werden, ob das Gesichtsübungen sind, die Sie da jetzt regelmäßig machen.

Sie können das Gesicht nicht zu viel trainieren. Der einzige Nachteil, der sich aus zu häufigem Training ergeben kann, ist, wenn Sie plötzlich aufhören zu trainieren. Der „Verfall" Ihrer Gesichtsmuskeln würde ungleich schneller zu erkennen sein, als der Beginn Ihrer Gesichtsübungen.

WIE AUCH SONST IM LEBEN, LAUTET HIER DAS GEBOT:

ALLES MIT MASS UND ZIEL, DEN GOLDENEN MITTELWEG FINDEN, ZU VIEL DES GUTEN IST AUCH NICHT GUT.

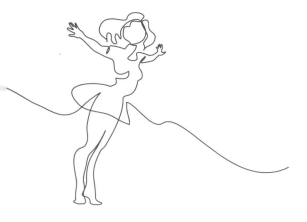

Welches Ergebnis können Sie erwarten?

Das hängt natürlich ganz davon ab, wie fleißig Sie trainieren und wie oft Sie die Übungen durchführen. Aber es gibt eine Vielzahl von Faktoren, die Ihr Ergebnis beeinflussen. Diese Faktoren spielen eine große Rolle und können dazu führen, dass sich das gewünschte Ergebnis sehr schwer oder gar nicht einstellt. Es ist also ratsam, diese Aspekte an sich zu entdecken und zuerst oder zumindest parallel zu den Gesichtsübungen zu ändern.

. Körperhaltung
Achten Sie auf eine gute Körperhaltung. Ein Doppelkinn entsteht etwa bei gebückter Haltung. Ändern Sie Ihre Körperhaltung, dann haben die Gesichtsübungen mehr Wirkung. Auch Übergewicht ist ein Grund für ein Doppelkinn, und vielleicht gibt sich mit einer Gewichtsabnahme das Doppelkinn von alleine.

. Kieferstellung
Die Zahnstellung formt die Lippen. Eine sehr exponierte Zahnstellung verformt die Lippen. Es müsste zuerst das Gebiss in eine natürliche Form gebracht werden, dann können auch die Lippenübungen die restlichen Fältchen bearbeiten. **Rauchen Sie?** Dann sehen Sie sich im Spiegel an, wie sich Ihre Lippen bei jedem Zug in Falten legen. Wie viele Züge kommen an einem Tag zusammen? Genauso so oft müssten Sie meine Lippenübung auch machen, um das wieder halbwegs auszugleichen.

. Lebenseinstellung

Es hilft Ihnen wenig, wenn Sie mit meinen Übungen Ihre Mundwinkel fleißig trainieren, damit diese ein wenig nach oben gerichtet sind und den Rest des Tages begegnen Sie Ihrem Umfeld unfreundlich. *Lächeln Sie mehr,* runzeln Sie nicht skeptisch Ihre Stirn, denken Sie positiv, freuen Sie sich mehr und Sie werden sehen, dass sich das gewünschte Ergebnis meiner Übungen schneller einstellt.

. Lebenswandel

Schlafen Sie genug, ernähren Sie sich gesund, wie viel an ungesüßten Getränken am Tag nehmen Sie zu sich? Obst, Gemüse? Frische Luft? Rauchen, Alkohol, Sonne, womöglich Solarium? Beginnen Sie auch hier, sich kritisch zu betrachten.

. Genetik

Genetik ist ein gemeines Thema, sie kann Ihnen einen Strich durch die Rechnung machen. Hängende Schlupflider als klassisches Beispiel sind vererbbar und können daher nur mit viel Konsequenz und vor allem durch Früherkennung verhindert werden, aber eben leider nur bedingt.

. Und zu guter Letzt, der Zeitpunkt

Je früher Sie beginnen, desto besser ist es natürlich. Ich weiß, es spricht sich leicht, denn Sport für das Gesicht ist nicht so bekannt wie andere Sportarten. Daher beginnt man erst, wenn man über dieses Thema, wahrscheinlich zufällig, stolpert. Also ist für Sie der richtige Zeitpunkt: **JETZT!**

Schlechte Gewohnheiten ändern

Mein *Lieblingsthema,* wenn es um Gesichtsübungen geht: Eine der tollen Nebenwirkungen der Gesichtsübungen ist der Umstand, dass Sie beginnen, sich im Gesicht zu spüren. Sie beginnen, es bewusst wahrzunehmen, die verschiedenen Zonen zu bewegen und aus dem heraus entwickeln Sie ein *neues Bewusstsein für diesen exponierten Teil Ihres Körpers.*

Schauspieler beherrschen diese Disziplin perfekt, sie können auf Befehl lachen, weinen, erschrocken oder überrascht wirken. Und wir?

Es wird Ihnen am Anfang vielleicht nicht leichtfallen, alle meine Anweisungen zu befolgen, um eine Übung auszuführen.

SIE SOLLEN JEDOCH DIE ÜBUNG

- zuerst durchlesen
- anschließend sich das Gelesene merken
- sich im Spiegel betrachten
- die Finger richtig positionieren und darauf achten, dass keine Falten entstehen
- aufrecht sitzen
- gleichmäßig atmen
- und zu guter Letzt die Übungen machen

Das Bewusstsein, das Sie durch die Gesichtsübungen entwickeln, führt dazu, dass Sie Ihre schlechten Gewohnheiten plötzlich erkennen.

Stellen Sie sich vor, Sie lernen Übungen für eine gerade Körperhaltung bei einem Physiotherapeuten. Das führt automatisch dazu, dass Sie im Alltag aufrechter sitzen oder gehen.

Das lässt sich auch auf die Gesichtsmuskeln ummünzen. Sie trainieren Ihre Stirn jeden Tag, weil Sie Ihre Denkfalte zwischen den Augenbrauen stört und Tage später fällt Ihnen plötzlich auf, dass Sie soeben diese Falte machen, weil Sie sich über etwas ärgern oder Sie konzentriert arbeiten. Und schon entspannen Sie Ihre Stirn und die Falte verschwindet. *Das immer und immer wieder.*

Durch die Übungen wird Ihre Falte zwischen den Augenbrauen etwas heller und der Muskel darunter aufgebaut und dadurch, dass Sie diese Falte für den Rest des Tages nicht mehr – oder zumindest nicht mehr so oft – machen, wird die Falte nicht stärker.

Dieser Effekt ist für meine Begriffe die wichtigste Nebenerscheinung des Trainings und mit ein Grund für den Erfolg Ihrer Gesichtsübungen.

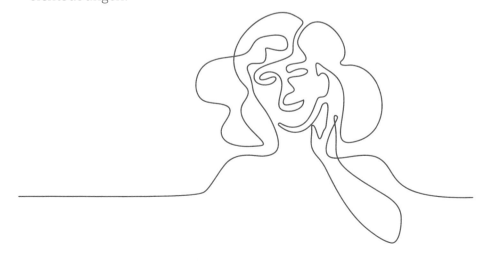

Wie trainiert man richtig?

Zeitaufwand und der innere Schweinehund

Zeitaufwand und *der innere Schweinehund* begleiten uns bei unseren Plänen und Vorhaben seit jeher. Die Zeit muss man sich nehmen und den inneren Schweinehund muss man überwinden. Ich gebe Ihnen Tipps, wie Sie sich die Zeit dafür stehlen und die Übungen konsequent machen können.

Die Gesichtsübungen bedürfen keiner besondere Vorbereitung, Sie müssen nirgends hinfahren, um sie machen zu können, Sie benötigen keine spezielle Kleidung dazu, die Übungen sind vom Wetter unabhängig, sie können (fast) *jederzeit* und (fast) *überall* gemacht werden. Das Wörtchen fast ist deshalb in Klammer, da es Übungen gibt, die man lieber alleine und unbeobachtet machen sollte. Dazu später mehr.

ABER WIE TRAINIERT FRAU NUN WIRKLICH RICHTIG?

Versuchen Sie in den ersten 3 Wochen, **3 Mal am Tag** zu trainieren. In der Früh, zu Mittag und am Abend. Oder alternierend z.B. in der Früh, am Abend, wenn Sie heimkommen, und Stunden später, bevor Sie schlafen gehen, noch ein Mal.

Nach den ersten 3 Wochen genügt es, wenn Sie jeden zweiten Tag trainieren. Und auch wenn Sie nur ein Mal in der Woche trainieren, ist es besser, als gar nicht zu trainieren.

STETER TROPFEN HÖHLT DEN STEIN.

Schaffen Sie es in den ersten 3 Wochen nicht konsequent, 3 Mal täglich zu trainieren, dann hängen Sie eben noch eine Woche dran. Die Muskeln müssen sich zuerst aufbauen, danach können Sie die Häufigkeit reduzieren, da Sie nur mehr den erreichten Zustand halten wollen. Es ist sehr wichtig, dass Sie die ersten 3 Wochen wirklich konsequent an sich arbeiten.

Das Um und Auf ist so einfach, dass Sie die Übungen *in Ihren Alltag integrieren* können und genauso, wie Sie reflexartig aufstehen und sich etwas zu trinken holen, weil Sie Durst verspüren, genauso reflexartig sollten Sie mit Ihren Fingern Ihr Gesicht berühren, weil Sie soeben das Verlangen verspüren, jetzt eine Übung machen zu wollen.

Die Übungen sind **orts- und wetterunabhängig,** sie dauern nur wenige Minuten, viele Übungen können Sie machen, wenn Sie im Auto bei Rot an der Ampel stehen, im Büro warten, bis der PC hochfährt, wenn Sie beim Einkaufen an der Kasse stehen, wenn Sie sich in der Früh die Haare föhnen oder wenn Sie am Abend vor dem Fernseher sitzen.

> DAMIT ZU BEGINNEN IST REINE KOPFSACHE,
> NICHT MEHR UND NICHT WENIGER.

Spiegel

Machen Sie alle Übungen, auf jeden Fall in den ersten 3 Wochen, *vor einem Spiegel*. Sie müssen sich bei den Übungen sehen.

Durch das Anlegen der Finger im Gesicht zerrt man automatisch an der Gesichtshaut. Sie machen eine Übung gegen eine Falte, die Finger, die Sie zur Hilfe nehmen dürfen aber keinesfalls woanders Falten erzeugen. Ein Nullsummenspiel. **Deshalb: Immer *vor einem Spiegel üben*.**

Stellen Sie sich in jeden Raum einen kleinen Spiegel hin. Ins Wohnzimmer, in die Küche, ins Arbeitszimmer, ins Schlafzimmer. Wenn Sie einen Spiegel in Greifnähe haben, dann machen Sie die Übungen eher, als wenn Sie zuerst aufstehen und in ein anderes Zimmer gehen müssen, um sich die Utensilien für die Übungen zu holen. Bei dem Gedanken alleine vergeht Ihnen wahrscheinlich schon die Lust.

Die Übungen müssen *in den Alltag integriert* werden. Daher sollten eben an vielen Orten, an denen Sie sich im Laufe eines Tages aufhalten, Spiegel vorhanden sein, damit Sie Ihre Übungen machen können.

Als Spiegel genügt vollkommen ein kleiner Standspiegel, den es in jeder Drogerie um eine Bagatelle zu kaufen gibt. Ein schwedisches Möbelhaus verkauft um ein paar Euro einen großen Standspiegel, der sich hervorragend eignet, weil Sie sich nicht vorbeugen müssen, um sich zu sehen. *Ein kleiner tut es aber genauso.*

Auch empfiehlt es sich, immer *Taschentücher* parat zu haben, Sie rutschen nämlich bei den Übungen mit den Fingern auf der Haut.

Einige Übungen bedürfen keines Spiegels, weil sie keine Falten machen, andere Übungen sind leicht erlernbar und können bald ohne Spiegel angewendet werden, ein paar andere müssen Sie vielleicht längere Zeit vor einem Spiegel üben.

DER ZEITAUFWAND HÄLT SICH IN GRENZEN.

In den Alltag einbauen

Es ist absolut illusorisch zu erwarten, dass man sich täglich für die Übungen Zeit abzweigt. Ich sehe das bei mir, ich sehe das bei meinen Kundinnen, bei meinen Seminarteilnehmerinnen. Am Anfang, in der ersten Motivation, ist man bemüht und zieht es vorbildlich durch und dann kommt ein außerplanmäßiges Ereignis und schon ist alles durcheinander. Und Sie kommen *aus dem Rhythmus.*

Das Problem ist, wenn man einmal aufhört, dann ist die Überwindung, wieder zu beginnen, groß. Man findet *tausend Ausreden,* warum man jetzt die Übungen nicht machen kann und warum man sie erst später durchführen wird. Und irgendwann, wenn Sie die Übungen länger nicht mehr gemacht haben, haben Sie vergessen, wie sie genau gehen, und der Zug ist abgefahren.

Deshalb dürfen Sie nicht in diese Spirale kommen, Sie müssen die Übungen *von Anfang an in den Alltag einbauen* und sie *automatisch, reflexartig laufend anwenden.*

Es gibt so viele Möglichkeiten im Lauf eines Tages, die sich eignen, eine Übung zu machen. Sie dauert in der Regel nicht länger als 1 Minute. Man muss nur dieses zeitliche Fenster erkennen.

Das Auto ist ein perfekter Ort, um Gesichtsübungen zu machen. Jedes Mal bei einer roten Ampel tun Sie es. Stirn- und Augenübungen eignen sich fürs Autofahren hervorragend. Die Zonen sieht man im Rückspiegel und an jeder roten Ampel machen Sie eine Übung 5 Mal. So haben Sie schon Ihre Stirn- und Augenübungen erfüllt.

Am Abend beim Fernsehen können Sie mir nicht erklären, dass sich da nicht 2 bis 3 Übungen ausgehen. Vorausgesetzt, der Spiegel ist zum Greifen nah und Sie müssen nicht extra aufstehen.

Meine Übung **Hände hinterm Rücken** ist ungemein alltags- und gesellschaftstauglich. Es fällt niemandem auf, dass Sie soeben eine Gesichtsübung machen. **Hände hinterm Rücken** können Sie auch im Büro machen, wenn Sie warten, bis der PC hochgefahren ist.

Wenn Sie sich Ihre Haare föhnen, können Sie dies tun, indem Sie sich auf die Badewannenkante setzen (ohne Wasser darin!) und Ihren Kopf zwischen den Knien nach unten hängen lassen.

Dann fließt Ihr mit Sauerstoff angereichertes Blut in Ihr Gesicht und Sie haben schon wieder etwas für Ihre Gesichtsmuskeln getan, ohne dass Sie sich dafür extra Zeit abzweigen mussten.

So gibt es etliche Beispiele, wie Sie die Übungen unterbringen können, man muss nur **etwas kreativ** sein, aber es geht leichter, als Sie vielleicht glauben.

Bei Falten dagegenhalten

Sie brauchen bei den Übungen vor allem Ihre Finger. Denn Sie machen Übungen, bei denen durch die Bewegung Falten entstehen, z. B. bei den Stirn- und Augenübungen. Also legen Sie Ihre Finger auf jene Stellen, wo sich die Falten bilden, dadurch verhindern Sie mit Ihren Fingern die Falten.

In den 2 Stunden, in denen mir die Teilnehmerinnen in meinen Seminaren ihre Aufmerksamkeit schenken, hören sie das immer und immer wieder. Bis es in Fleisch und Blut übergeht.

Deswegen benötigen Sie auch immer einen Spiegel, um zu kontrollieren, dass bei der Übung, die Sie gerade machen, keine Falte entsteht und wenn ja, dann halten Sie Ihre Finger an diese Stelle und schon ist die Falte weg. Oft machen Sie sich selber eine Falte, durch das Auflegen der Finger zerren Sie nämlich an Ihrer Gesichtshaut und es entsteht unabsichtlich eine Falte.

Sie müssen sich deswegen bei den Übungen im Spiegel beobachten!

> ICH WERDE ES NOCH OFT ERWÄHNEN.
> GLAUBEN SIE MIR, ICH WEISS WARUM!

Die Aufgabe der Finger

Die Finger haben bei den Übungen bis zu drei Aufgaben. Eine Aufgabe der Finger ist es, die Falten zu verhindern, indem man die Finger auf jene Stelle legt, an welcher sich bei der Übung Falten bilden.

Die zweite Aufgabe ist, dass sie als Gewichte fungieren, genauso wie die Hanteln im Fitnessstudio. Sie sollen einen Widerstand erzeugen, damit die Übung anspruchsvoller wird. Die Finger halten den Muskel fest, den Sie bei der Übung bewegen sollen. Die Bewegung wird anstrengender, weil die Finger dagegenwirken.

Die dritte Aufgabe, die die Finger haben, dient der Visualisierung. Sie spüren, wie sich der Muskel bewegt und dadurch können Sie sich auf diese Stelle konzentrieren und die Effizienz Ihrer Übung mit Ihren Fingern erspüren.

So sind Gesichtsübungen nicht nur eine Gesicht- und Kopfarbeit, sondern auch *eine richtige Handarbeit*.

Was man gern macht, macht man gut!

Sie selber wissen insgeheim, was Ihnen guttut und was nicht. Es verhält sich der Mensch zwar meist anders, aber insgeheim weiß jeder von uns, was für uns besser wäre.

Genauso ist es bei den Gesichtsübungen. Sie werden solche kennenlernen, mit denen Sie wenig anfangen können. Andere wiederum werden Ihnen richtig Spaß machen.

ZWEI PUNKTE SIND HIERBEI ZU BEACHTEN.

- Wenn Ihnen eine Übung unangenehm erscheint, lassen Sie sie bleiben. Sie spüren instinktiv, was Ihnen guttut.
- Übungen, die Ihnen gefallen, sind die richtigen für Sie. Nicht jede Übung ist für jedes Gesicht geeignet. Das ist so. Entwickeln Sie keinen falschen Ehrgeiz und schon gar keinen vorauseilenden Gehorsam, machen Sie das, was Ihnen Spaß bereitet.

> WAS MAN GERN MACHT, MACHT MAN GUT.
> IM LEBEN GENAUSO WIE BEI MEINEN GESICHTSÜBUNGEN.
> UND OFT IST WENIGER MEHR!

Das Training selber steigern

Beginnen Sie jede Übung, jede Bewegung einer Übung, vorerst 5 Mal. Außer Sie finden eine Trainingsanzahl angegeben. Dann machen Sie natürlich diese Anzahl an Bewegungen. Manche Übungen sind eher schwächer und müssen daher öfter gemacht werden, um einen Effekt zu erzielen.

Machen Sie sie nur so oft und so lange, solange Sie es als angenehm empfinden. Es soll wie eine angenehme Geißelung für Sie sein. Die Übungen dürfen Ihnen schon etwas abverlangen und auch ein Muskelkater sollte sich am nächsten Tag einstellen. Aber Sie wissen schon, alles so weit, soweit Sie es *für sich selber verantworten* können.

Mit der Zeit werden Sie feststellen, dass Ihnen diese oder jene Übung sehr einfach erscheint. Dann steigern Sie die Anzahl, machen Sie die Bewegung nicht 5 Mal, sondern eben 10 Mal usw.

Visualisieren

Der Profisport hat es schon längst erkannt und auch bei den Gesichtsmuskeln ist es ein Thema. Sich ein inneres Bild aufbauen, darauf hinarbeiten, die Übungen mit Hingabe machen, sich auf die bewegten Zonen fokussieren, bei den Übungen visualisieren – das alles ist sehr, sehr wichtig.

Versuchen Sie die Übungen auch **mental** zu machen. Energie und Konzentration sind dabei mindestens genauso wichtig wie die Übung selber.

Ziel

Das Ziel meines Buches soll für Sie sein, dass Sie **eine Handvoll Übungen** finden, die Sie gut ausführen und selbstständig und mit der Zeit auch ohne Spiegel machen können. Sie vermögen diese **in den Alltag gut einzubauen**, fühlen sich wohl mit den Übungen und finden, dass Ihr Aussehen immer mehr Ihrem inneren Bild gleichkommt.

Es sind 23 Übungen in diesem Buch beschrieben, die ersten 2 Übungen sind nur als Warm-up gedacht, die letzten 2 Übungen betreffen die Oberarme und das Dekolleté, aber die restlichen 19 Übungen bieten Ihnen genug Auswahlmöglichkeiten, 3 bis 5 geeignete zu finden, mit denen Sie zurechtkommen und die Sie in Ihren Alltag leicht integrieren können.

DAS ZIEL SOLLTE EIN MAXIMALES ERGEBNIS MIT DEM MINIMALSTEN ZEITAUFWAND SEIN.

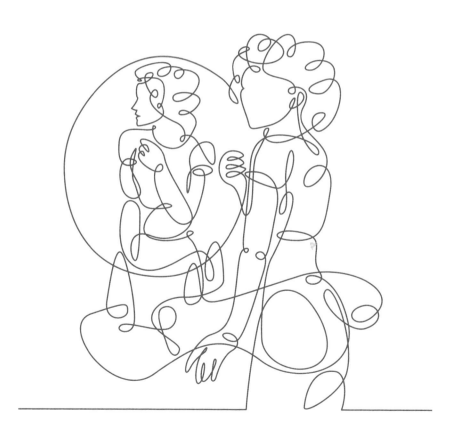

Wir legen los, die Übungen!

Vorbereitung

Spüren Sie Ihre Haut und die darunterliegenden Muskeln ganz bewusst. Machen Sie ein Foto von sich. Von vorne und von der Seite. Es ist egal, ob Sie dabei geschminkt sind oder nicht, es ist auch egal, was Sie dabei anhaben.

Dieses ist das Foto vorher. Nach ein paar Wochen machen Sie ein Foto nachher.

Idealerweise haben Sie bei den **Vorher- und Nachher-Fotos** das Gleiche an, eine ähnliche Frisur, sind ähnlich geschminkt und stehen vor dem gleichen Hintergrund, damit man die Ergebnisse besser vergleichen kann.

Wenn Sie sich jetzt durch die Übungen durcharbeiten, werden Sie bei manchen Übungen die Beschreibung für die Bewegung finden. Ich beschreibe zuerst, um welche **Muskelbewegung** es sich handelt. Mit anderen Worten, welche **Mimik** Sie zuerst aufsetzen müssen.

Dann erläutere ich, **welche Aufgaben die Finger haben**. Sollen Sie nur auf die Falten gelegt werden, Widerstand leisten oder für die Visualisierung gut sein, oder alles in einem.

Und zuletzt beschreibe ich **die Übung selber**, die Kombination aus Gesichtsbewegung – also der Mimik – und dem Einsatz der Finger.

WENN EINE BEWEGUNG BESCHRIEBEN IST, VERSUCHEN SIE VORERST DIESE BEWEGUNG ZU MACHEN, OHNE DASS SIE DIE FINGER HINZUNEHMEN UND BEOBACHTEN SIE SICH DABEI.

Beobachten Sie sich dabei, wie sieht Ihre Mimik aus, entstehen Falten bei der Bewegung, fragen Sie sich auch gleichzeitig, ob Sie diese Mimik öfters am Tag machen und kontrollieren Sie, welche Falten dabei entstehen? (Das klassische Beispiel: Runzeln Sie die Stirn auch öfters untertags?) Können diese Falten im Alltag verhindert werden? Zählt diese Mimik vielleicht zu Ihren schlechten Gewohnheiten?

Beobachten Sie sich, wo und wie Sie die Hände bei der Übung platzieren müssen, damit keine Falten entstehen. Und danach setzen Sie die Finger, wie ich es beschreibe, und starten Sie mit der eigentlichen Übung.

Wenn Sie das Gefühl haben, Sie können die Übung nicht wirklich ausführen, dann schütteln Sie Ihre Arme durch, atmen Sie ein paar Mal durch und beginnen Sie von vorne.

Machen sie zuerst die Gesichtsbewegung – also die Mimik – lassen Sie vorerst die Finger weg und nehmen Sie erst dann die Finger hinzu, wenn Sie sich mit der Bewegung vertraut gemacht haben.

Das Skifahren lernt man auch zuerst ohne Stöcke und erst mit der Zeit werden Stöcke eingebunden. Genauso ist es hier.

Machen Sie es *Schritt für Schritt,* überstürzen Sie nichts und Sie werden sehen: Es wird gelingen!

VIEL SPASS MIT MEINEN ÜBUNGEN, SCHÖNHEIT BEGINNT IM KOPF!

DIE GUTEN-MORGEN-ÜBUNGEN

Die Guten-Morgen-Übungen

Die Guten-Morgen-Übungen sind sehr einfach und *nehmen kaum Zeit in Anspruch*. Dabei wird die Kopfhaut massiert und das Gesicht ganz bewusst mit sauerstoffreichem Blut versorgt.

Darüber hinaus wird der Schwerkraft getrotzt. Diese zerrt den ganzen Tag an unserem Körper, zieht alles hinunter und einmal am Tag überlisten wir sie.

Betrachten Sie sich, wenn Sie bei der Übung *Upside down* wieder hochkommen, wie frisch Ihre Haut für einen kurzen Augenblick aussieht, wie gut Ihnen diese Durchblutung steht.

MEINE GUTEN-MORGEN-ÜBUNGEN SIND WARM-UPS.

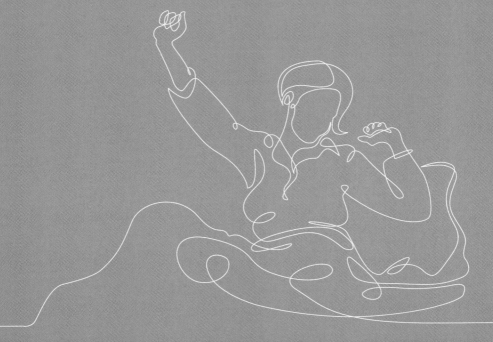

Muskeln aufwecken

. Jeden Morgen, wenn Sie aufstehen, fahren Sie mit Ihren Händen von Ihren Schläfen ausgehend, oberhalb Ihrer Ohren bis hin zu dem obersten Punkt Ihres Kopfes. Massieren Sie dabei Ihre Kopfhaut. Ziehen Sie sich selber sanft an den Haaren. Richtung immer von unten nach oben.

So wie Sie es wahrscheinlich machen, wenn Sie Verspannungen oder Kopfweh verspüren. Dann greifen Sie auch automatisch an Ihre Schläfen und massieren sich.

Genauso machen Sie es auch hier und erkunden mit den Händen Ihren Kopf. Fahren Sie einfach von den Schläfen ausgehend bis an die Spitze Ihres Kopfes.

MACHEN SIE DIESE ÜBUNGEN EIN PAAR MAL UND GEHEN SIE DANN ZU DER NÄCHSTEN ÜBUNG ÜBER.

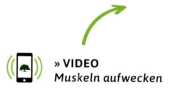
» VIDEO
Muskeln aufwecken

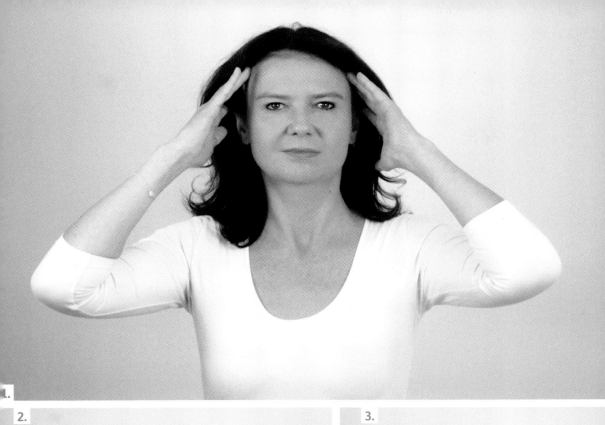

1.

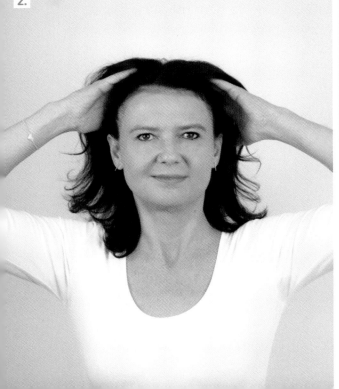

2.

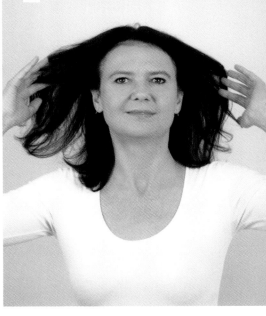

3.

DIE GUTEN-MORGEN-ÜBUNGEN

Upside Down

- Setzen Sie sich auf einen Sessel (oder auf Ihre Badewanne, wenn Sie sich in der Früh im Bad fertig machen) und stellen Sie Ihre Füße beckenbreit auseinander. Beugen Sie sich vor.

- Lassen Sie sich richtig mit Ihrem Oberkörper hinunterfallen, Ihr Kopf ist zwischen Ihren Knien, und fühlen Sie, wie das Blut in Ihr Gesicht fließt und diese Stellung gegen die Schwerkraft wirkt.

Spüren Sie das Blut pochen, spüren Sie, wie Ihre Wangen ein Mal am Tag durch die Schwerkraft in die andere Richtung gezogen werden. Genießen Sie es und stellen Sie sich das bildlich vor. Ihre Gesichtshaut wird mit Sauerstoff angereichert.

Sie können diese Übung auch mit der vorherigen Übung, Muskel aufwecken, kombinieren, indem Sie, während Sie gebückt sind und Ihre Gesichtshaut durchblutet wird, die Kopfhaut massieren.

SCHON HABEN SIE DAS WARM-UP ABSOLVIERT UND DER TAG KANN BEGINNEN.

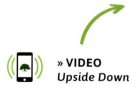

» **VIDEO**
Upside Down

1.
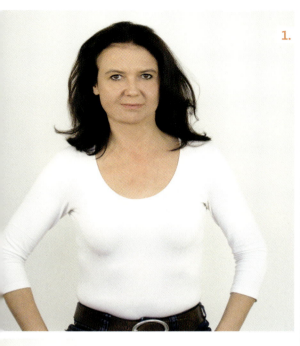

2.
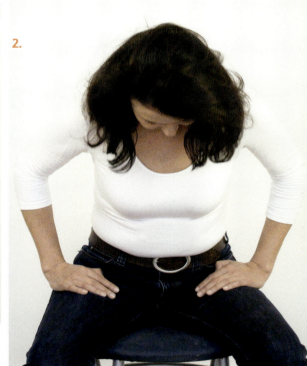

3.
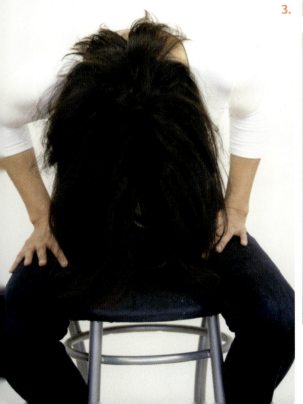

4.
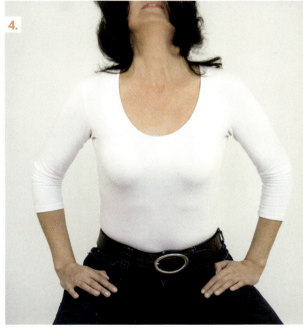

DIE GUTEN-MORGEN-ÜBUNGEN

STIRN- UND AUGEN- ÜBUNGEN

Stirn- und Augenübungen

Die Stirn- und Augenübungen müssen Sie sehr lange vor einem Spiegel machen. Diese Übungen sind die tückischsten und Sie machen bei der Übung leicht Falten, wenn Sie nicht dafür sorgen, dass die Finger gut positioniert sind.

Auch haben die Finger bei den Stirnübungen richtige Handarbeit zu erledigen, denn sie müssen einen Widerstand bilden.

Die Hände sind an der Stirn positioniert, sodass Sie vielleicht auch ein Ziehen in den Oberarmen verspüren. Wenn dem so ist, dann einfach die Arme ausschütteln, durchatmen und weitermachen. Sie werden sehen, Sie gewöhnen sich mit der Zeit daran.

Die für die Stirn- und Augenübungen notwendigen Bewegungen, also die Mimik, machen Sie im Alltag oft genug. Wenn Sie z. B. nachdenken, wenn Sie die Sonne blendet, wenn Sie sich ärgern, wenn Sie Kleingedrucktes lesen möchten, bei all diesen Situationen stellen sich automatisch diese Bewegungen ein.

Beobachten Sie sich gut vor einem Spiegel, wie Ihre Mimik dabei aussieht.

Versuchen Sie sich, für diese Zonen zu sensibilisieren. Wenn Sie diese Mimik untertags vermeiden könnten, wäre einiges an Falten aufzuhalten.

Die Augenübungen empfinde ich als sehr schwer, aber wirksam.

SIE WERDEN SEHR BALD DIE ERSTEN VERÄNDERUNGEN SPÜREN.

Stirn trainieren I

DIE BEWEGUNG

Runzeln Sie jetzt Ihre Stirn. So wie Sie es beim Nachdenken oder Ärgern machen. Zwischen Ihren Augenbrauen legt sich vertikal eine oder mehrere Falten. Genau diese Zone wird bei der Übung behandelt. Probieren Sie vorerst die Bewegung ohne Finger. Stirn runzeln, locker lassen, runzeln, locker lassen.

AUFGABE DER FINGER

Die Finger sind dazu da, um die Haut auseinanderzuziehen und glatt zu halten. Gleichzeitig sollen sie einen Widerstand erzeugen, damit Ihnen das Runzeln schwerfällt. Es darf bei der Übung keine Falte zwischen Ihren Augenbrauen entstehen. Gleichzeitig spüren Sie den Muskel unter Ihren Fingern. Also erledigen Ihre Finger alle drei Funktionen – die Haut glatt halten, Widerstand leisten und visualisieren.

DIE ÜBUNG

- Ziehen Sie mit beiden Händen Ihre Stirn auseinander und halten Sie so die Stellung. Die Haut zwischen Ihren Händen ist ganz glatt.

- Jetzt runzeln Sie die Stirn, wie sie es vorher ohne Finger gemacht haben, und entspannen Sie wieder, runzeln und entspannen. Die Hände bleiben die gesamte Zeit über an der Stirn positioniert. Nur Ihre Stirn entspannt sich, die Hände halten die Stellung.

Sie sehen den Muskel zwischen Ihren Händen sich bewegen. Ihre Stirn ist die gesamte Übung über ganz glatt, die Hände halten die Haut und bei dieser Übung darf die Stirn keine Falte haben.

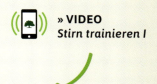 **» VIDEO** *Stirn trainieren I*

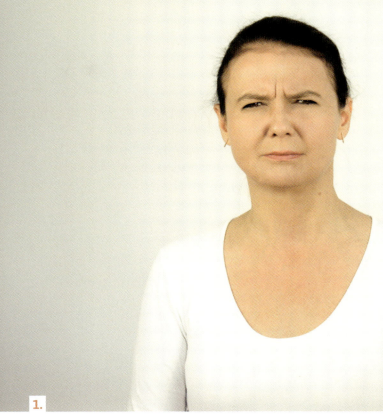

1.

2.

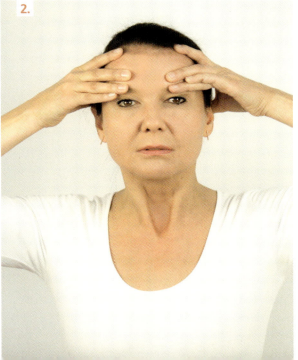

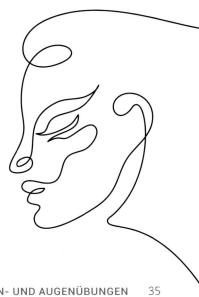

STIRN- UND AUGENÜBUNGEN 35

Stirn trainieren II

DIE BEWEGUNG
Ziehen Sie Ihre Augenbrauen hoch und entspannen Sie sie wieder. Wenn Sie überrascht werden, etwas Unerwartetes sehen, dann heben Sie Ihre Augenbrauen in solcher Art. Diesen Blick eines Überraschungseffekts sollten Sie zuerst üben. Augenbrauen heben, dann wieder entspannen, heben, entspannen.

AUFGABE DER FINGER
Die Finger halten den Widerstand, damit das Augenbrauenheben erschwert ist. Gleichzeitig sorgen sie dafür, dass die Stirn glatt bleibt.

DIE ÜBUNG

- Ziehen Sie mit Ihren beiden Händen die Stirn nach unten zu den Augenbrauen und verbleiben Sie in dieser Position.

- Nun heben Sie die Augenbrauen hoch. Zuerst 5 Mal langsam, dann 5 Mal schnell, dann halten Sie die Augenbrauen gehoben und zählen bis 5.

Ihre Stirn ist die gesamte Zeit über glatt, die Finger üben einen Widerstand auf Ihre Augenbrauen aus, damit das Heben schwerer fällt.

> STÜTZEN SIE SICH MIT DEN DAUMEN BEI IHREN OHREN AB, DANN HABEN IHRE HÄNDE FÜR DIESE ÜBUNG MEHR KRAFT.

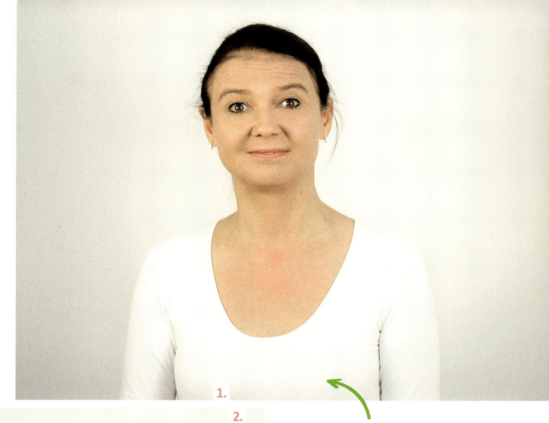

1.

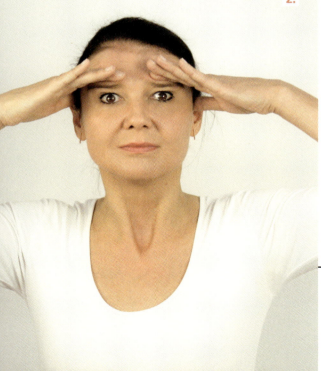

2.

 » VIDEO
Stirn trainieren II

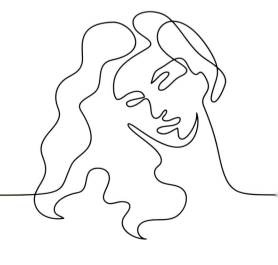

STIRN- UND AUGENÜBUNGEN

Rollende Augen

DIE BEWEGUNG

Schauen Sie im Raum herum. Halten Sie Ihren Kopf ruhig und blicken Sie nur mit Ihren Augen auf die Decke, links von Ihnen auf den Boden, rechts von Ihnen auf den Boden und wieder zur Decke, links, Boden, rechts. Ihr Kopf ist ganz ruhig.

DIE ÜBUNG

- Schließen Sie die Augen und drehen Sie mit den Augen Kreise. So wie Sie es mit den offenen Augen gemacht haben, so machen Sie es jetzt mit geschlossenen.

Das ist eine sehr gute Übung, um zu trainieren, den Fokus auf eine bestimmte Zone zu legen. Vielleicht werden Sie dazu verleitet, den Mund und auch die Zunge mit zu bewegen. Denken sie daran, den Kopf ruhig zu halten und ihr gesamtes Gesicht zu entspannen.

Sitzen Sie bei dieser Übung aufrecht, atmen Sie regelmäßig und drehen Sie nur die geschlossenen Augen im Kreis. Im und gegen den Uhrzeigersinn.

GUTE ÜBUNG BEI MÜDEN AUGEN!

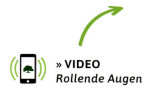
» VIDEO
Rollende Augen

1.
2.
3.
4.
5.

STIRN- UND AUGENÜBUNGEN 39

Augen kneifen

DIE BEWEGUNG

Wenn Sie etwas lesen möchten, das zu klein geschrieben ist, dann schärfen Sie Ihren Blick. Dabei kneifen Sie die Augen zusammen und am äußerlichen Augenwinkel entstehen Fältchen, auch Krähenfüße genannt. Genauso verhält es sich, wenn Sie von der Sonne geblendet werden. Machen Sie die Bewegung vorerst ohne die Finger.

Kneifen Sie die Augen, dann wieder locker lassen, zusammenkneifen und locker lassen.

AUFGABE DER FINGER

Die Finger haben bei dieser Übung zwei Funktionen. Sie sollen an die Stelle gelegt werden, wo die Falten, die Krähenfüße entstehen, also am äußeren Augenwinkel. Die Finger sollen Sie dabei nur auf die Haut legen, bitte nicht an der feinen Haut zerren. Weiters spüren Sie, wie sich der Muskel anspannt und wieder locker wird, und können so mental bei der Übung mitarbeiten.

DIE ÜBUNG

- Nehmen Sie den Zeige- und Mittelfinger und halten Sie den Zeigefinger jeweils an den äußeren Augenwinkel und den Mittelfinger an den inneren Augenwinkel.

- Schauen Sie geradeaus oder leicht nach oben, kneifen Sie die Augen zusammen und entspannen Sie sie wieder. Zusammenkneifen und entspannen.

Stellen Sie sich vor, Sie wollen ein Zündholz zwischen Ihrem Ober- und Unterlid fassen. Ober- und Unterlid sollte bei dieser Übung leicht zittern, aber die Augen sind zu keinem Zeitpunkt der Übung geschlossen. Wenn beim Kneifen Ihre Lider zittern und Sie Ihre Wimpern sehen, dann machen Sie diese Übung richtig.

ACHTUNG!

Betrachten Sie sich kritisch im Spiegel von beiden Seiten, die Zeigefinger nur auflegen, nicht an der Haut zerren. Dies ist eine klassische Übung, wo man sich bei wenig Routine Falten macht, anstatt diese zu behandeln.

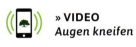

» VIDEO Augen kneifen

UNBEDINGT IMMER VOR EINEM SPIEGEL DURCHFÜHREN!

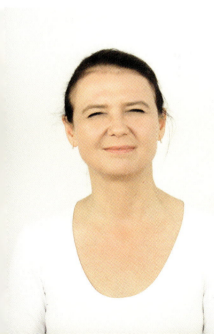

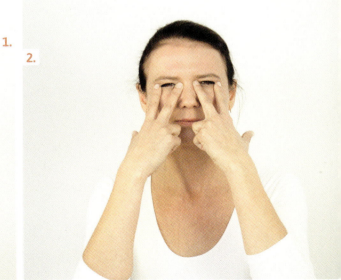

1.
2.

STIRN- UND AUGENÜBUNGEN

Katzenaugen I

DIE BEWEGUNG

Die Bewegung dieser Übung ist Ihnen schon bekannt, es ist die gleiche wie beim Augenkneifen, also wenn Sie Ihren Blick schärfen müssen oder von der Sonne geblendet werden oder sie scharf nachdenken.

AUFGABE DER FINGER

Die Hände haben die Aufgabe, Ihre Lider nach oben zu ziehen und bei der Bewegung einen Widerstand zu leisten. Die Stirn ist glatt. Die Hände halten die Stirn nach oben, damit Ihnen das Schließen der Lider nicht möglich ist.

DIE ÜBUNG

- Ziehen Sie mit beiden Händen Ihre Stirn so weit hoch, bis Ihre Lider angespannt sind. Versuchen Sie die Augen gegen den Widerstand der Finger zu schließen bzw. zusammenzukneifen. Ihr Ober- und Unterlid treffen sich fast in der Mitte.

- Kneifen Sie, dann entspannen Sie, kneifen Sie, dann entspannen Sie. Machen Sie das 10 Mal. Dann halten Sie die Lider zusammengekniffen, verharren in dieser Position und zählen bis 10.

Auch bei dieser Übung zittern Ihre Lider, Sie sehen Ihre Wimpern und die Augen sind zu keinem Zeitpunkt der Übung geschlossen. Diese Übung machen Sie richtig, wenn sich auch Ihr Unterlid anspannt.

EINE LEICHTE ÜBUNG, DIE SCHON BALD OHNE SPIEGEL MÖGLICH IST.

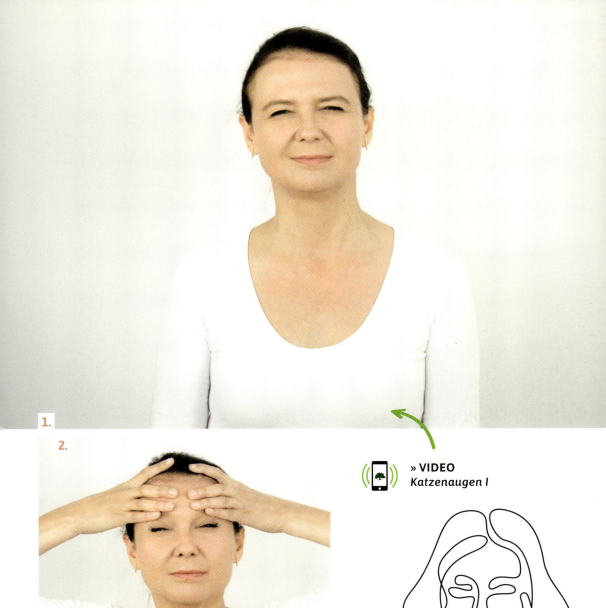

1.

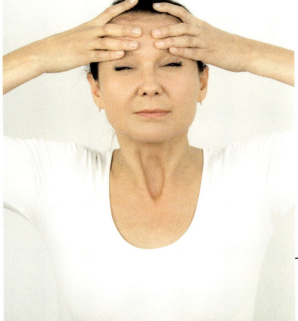

2.

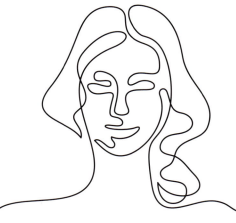

» **VIDEO**
Katzenaugen I

STIRN- UND AUGENÜBUNGEN

Katzenaugen II

DIE BEWEGUNG

Diese Bewegung ist nicht ganz einfach zu beschreiben. Es ist auch eine eher anspruchsvolle Übung. Denken Sie daran, nicht jede Übung ist für jedes Gesicht geeignet und viele meiner SeminarteilnehmerInnen schaffen diese Übung nicht, andere aber sehr wohl. Probieren Sie sie einfach aus.

AUFGABE DER FINGER

Die Finger haben nur die Aufgabe, den Muskel zu spüren und die Anspannung des Muskels zu fühlen.

DIE ÜBUNG

- Schließen Sie Ihre Augen.

- Versuchen Sie jetzt nach oben zu sehen, aber die Lider dabei ständig geschlossen zu halten. Sie sehen sozusagen unter Ihren Lider nach oben. Die Lider sind geschlossen oder fast geschlossen, sie öffnen sich natürlich ein wenig, aber Sie sehen Ihre Umgebung nicht wirklich.

- Die Finger legen Sie knapp und vor allem sehr zart unter Ihr Unterlid, um die Anspannung des Muskels zu spüren.

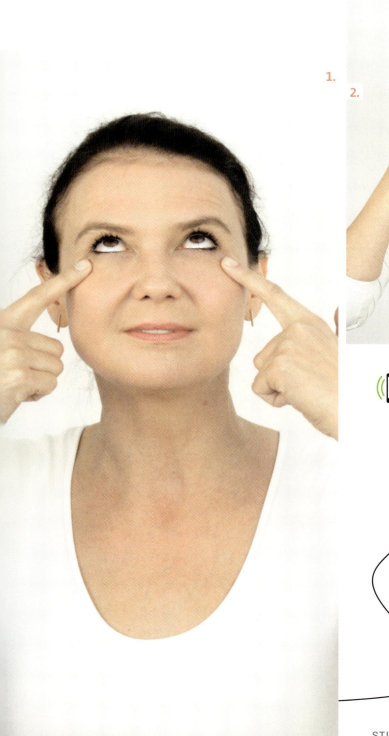
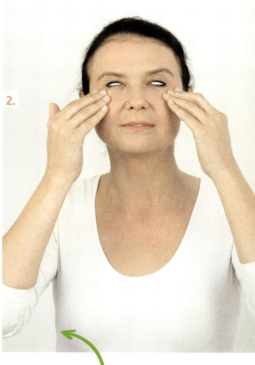

1.
2.

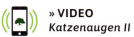
» **VIDEO**
Katzenaugen II

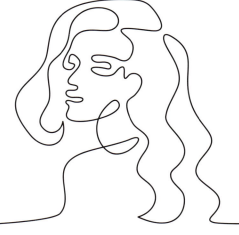

STIRN- UND AUGENÜBUNGEN

Augenringe

DIE BEWEGUNG

Sie kneifen die Augen zusammen, genauso wie bei der Übung Katzenaugen. Das ist jene Bewegung, die Sie machen, wenn Sie Ihren Blick schärfen.

AUFGABE DER FINGER

Die Finger erzeugen einen Widerstand, damit sich der Muskel mehr anstrengen muss, gleichzeitig legen Sie die Finger so, dass keine Falten entstehen. Bei dieser Übung spüren Sie auch sehr schön Ihre unteren Augenmuskeln und können diese Übung mental mitmachen.

DIE ÜBUNG

- Legen Sie Ihre Finger auf Ihre unteren Augenringmuskeln, also auf Ihre Augenringe.

- Schauen Sie nach oben und spannen Sie den unteren Augenringmuskel an und entspannen Sie, wie oben beschrieben, kneifen Sie Ihre Augen zusammen und entspannen Sie.

- Nützen Sie Ihre Finger als Gewichte, die das Anspannen erschweren.

WENN SICH FALTEN UM DAS AUGE BILDEN, LEGEN SIE IHRE FINGER AN DIESE STELLEN.

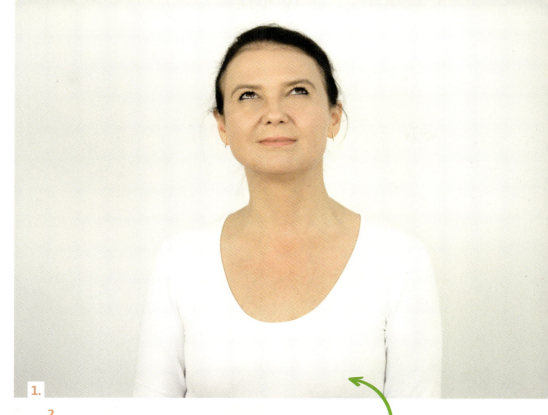

1.

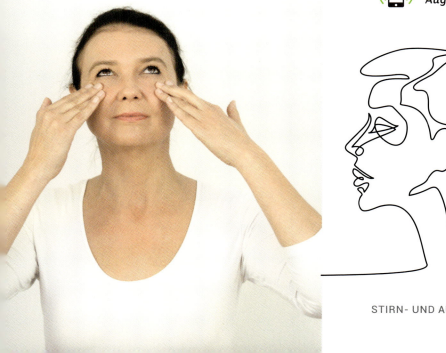

2.

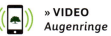

» **VIDEO**
Augenringe

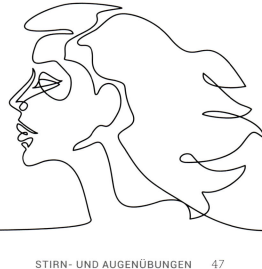

STIRN- UND AUGENÜBUNGEN

NASEN- UND LIPPEN- ÜBUNGEN

Nasen- und Lippenübungen

Die Nasenübung werden Sie vermutlich schnell beherrschen, sodass Sie bald *keinen Spiegel* mehr dafür benötigen. Die Übung gegen die Nasolabialfalte fällt auch ein wenig unter die Wangenübungen.

Die Lippenübung ist schon etwas anspruchsvoller. Die Lippenübung sollte ein Brennen der Lippen hervorrufen. Sie sollten diese Übung so lange machen, bis die Lippen richtig zu brennen beginnen. Wenn auch die Haut um die Oberlippen weiß wird, dann ist der Muskel richtig beansprucht.

Durch viele Faktoren, wie z. B. die Zahnstellung, das Rauchen etc. legt man die Lippen unaufhörlich in Falten. Da ist es hilfreich, zuerst die Ursache zu bekämpfen

MEINE NASEN- UND LIPPENÜBUNGEN SIND SEHR BALD OHNE SPIEGEL ANWENDBAR UND KÖNNEN DAHER SEHR EINFACH IN DEN ALLTAG INTEGRIERT WERDEN.

Die Übung *Nasolabialfalte* können Sie nahezu jederzeit machen, Sie brauchen keinen Spiegel und keine Hand dazu, beim Frisieren, Anziehen, beim Kochen, Fernsehen, es ist eine sehr alltagstaugliche Übung.

Nasolab I

Die Nasolabialfalte ist jene Falte, die sich links und rechts von den Nasenflügeln bis zu den Mundwinkeln zieht. Wir haben alle diese Falte, nur ist sie unterschiedlich ausgeprägt.

DIE ÜBUNG

- Ziehen Sie die Oberlippe über die Zähne und machen Sie ein O. Konzentrieren Sie sich auf die Oberlippe, die Sie ständig über Ihren Zähnen anspannen.

- Ziehen Sie also die Oberlippe ständig über Ihre Zähne, während Sie die Unterlippe nach unten ziehen. Die Lippen formen eher eine 8 als ein O. Das Gesicht sieht aus wie das der Maske aus dem Horrorfilm Scream oder Der Schrei, das Bild von Edvard Munch.

Ich habe Teilnehmerinnen in meinen Seminaren, bei denen die Haut in der Falte bei dieser Übung seit langer Zeit wieder das Tageslicht erblickt, weil sie einfach so tief ist und eben nie geglättet wird.

Achten Sie darauf, dass Sie eine 8 machen, d. h. die Mundwinkel sind nicht so weit auseinander wie bei einem O.
 Wird Ihre Nasolabialfalte bei dieser Übung weiß? Wenn ja, dann machen Sie die Übung in jedem Fall richtig. Sie muss aber nicht weiß werden, lassen Sie sich nicht davon beirren.

MANCHMAL BILDEN SICH FALTEN UNTER DEM KINN, WENN DAS AUCH BEI IHNEN IST, HALTEN SIE EINFACH DIE HAND DARAUF.

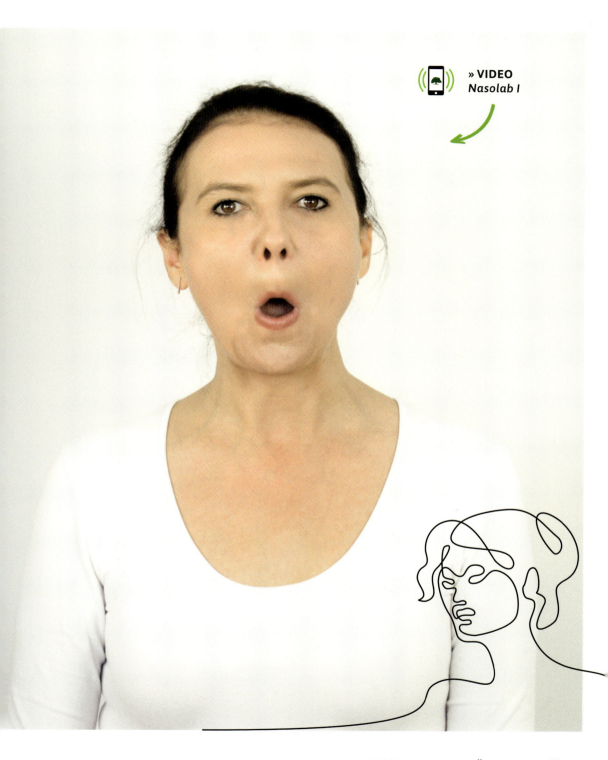

» **VIDEO** *Nasolab I*

NASEN- UND LIPPENÜBUNGEN

Nase

Auch die Nase verliert im Laufe der Zeit ihre Festigkeit. Der Nasenmuskel wird schlaff, das macht sich insbesondere an den Nasenflügeln bemerkbar. Sie werden länger und breiter.

AUFGABE DER FINGER
Die Finger bilden bei dieser Übung lediglich einen Widerstand gegen den Muskel.

ÜBUNG
- Tippen Sie mit Ihrem Zeigefinger auf Ihre Nasenspitze. Ziehen Sie mit dem Zeigefinger die Nasenspitze nach oben.

- Ziehen Sie jetzt die Oberlippe nach unten, sodass auch die Nase nach unten gezogen wird, machen Sie ein O dabei. Die Nasenspitze drückt gegen Ihren Zeigefinger, Ihr Zeigefinger erzeugt einen leichten Gegendruck gegen die Nasenspitze.

- Dann entspannen Sie wieder, ziehen die Lippen wieder zu einem O und entspannen, O formen, entspannen, O formen, entspannen.

> DER FINGER ZIEHT UNAUFHÖRLICH DIE NASENSPITZE NACH OBER, DAHER ENTSTEHT EIN WIDERSTAND, WENN SIE EIN O FORMEN.

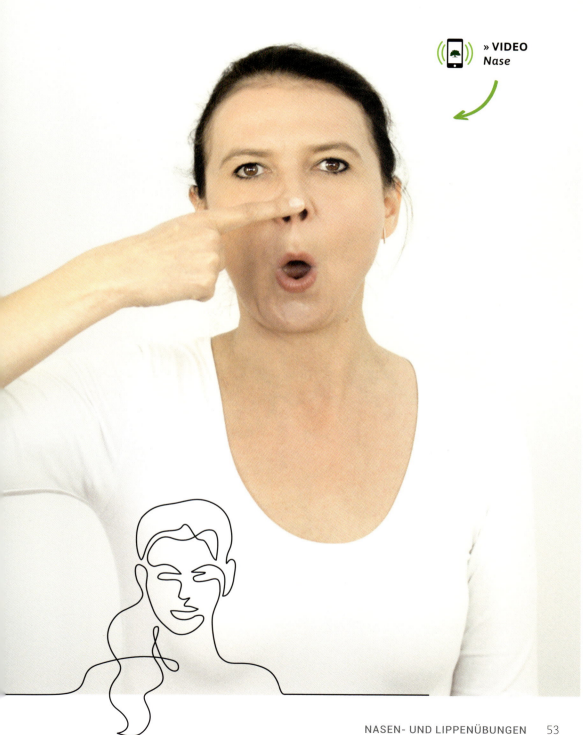

» VIDEO
Nase

NASEN- UND LIPPENÜBUNGEN

Lippen pressen

AUFGABE DER FINGER
Der Zeigefinger erzeugt einen Widerstand und drückt die Oberlippen ständig hinauf, während Sie versuchen, ein O zu machen.

DIE ÜBUNG
- Formen Sie ein O. Jetzt nehmen Sie Ihren Zeigefinger und legen diesen quer unter die Oberlippe.

- Nun drücken Sie mit Ihrem Zeigefinger gegen Ihre Oberlippe während Sie mit Ihren Lippen das O halten.

- Ihre Haut an Ihrer Oberlippe sollte sich weiß färben und wenn es zu brennen beginnt, zählen Sie bis 10.

UNBEDINGT VOR EINEM SPIEGEL MACHEN!

Die Oberlippe soll sich in Wellen legen, aber nicht in Fältchen. Wenn es Wellen sind, ist es richtig. Legt sich die Lippe in ganz zarte haardünne Fältchen, dann ist diese Übung zu meiden.

NICHT VERGESSEN
Denken Sie immer daran, nicht jede Übung ist für jedes Gesicht geeignet. Es sind genug Übungen im Buch, Sie können pro Gesichtszone aus mehreren Übungen wählen und müssen nicht eine Übung machen, die Ihnen nicht zusagt oder die Falten verursacht.

Beobachten Sie sich im Spiegel, wie die Übungen sitzen, und entscheiden Sie sich für jene, die für Sie am besten passen!

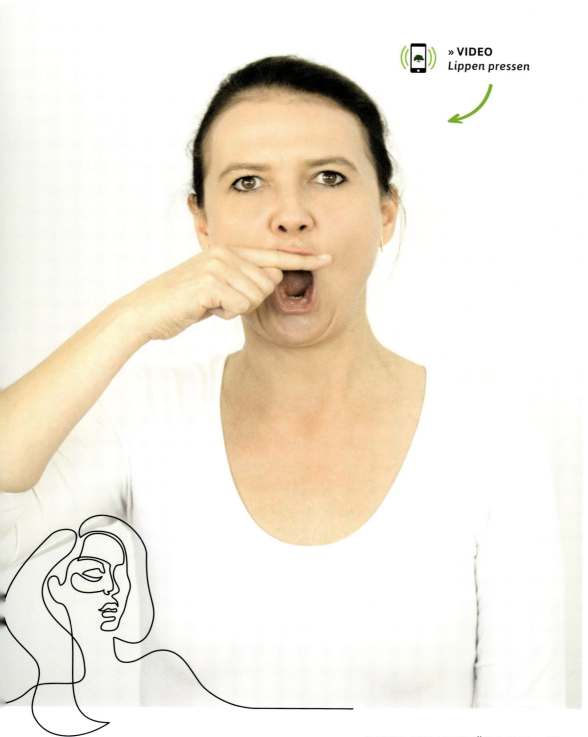

» **VIDEO**
Lippen pressen

NASEN- UND LIPPENÜBUNGEN

Mundwinkel

AUFGABE DER FINGER

Ihre Zeigefinger fühlen den Lachmuskel, sodass Sie wissen, Sie machen die Übung richtig. Der Lachmuskel ist relativ schwach ausgebildet und daher gestaltet sich die Übung für den Anfang vielleicht etwas schwieriger.

DIE ÜBUNG

- Ziehen Sie Ihre Mundwinkel zu den Ohren, so als ob Sie lächeln.

- Jetzt beginnen Sie mit den Mundwinkeln abwechselnd zu winken. Die Lippen bewegen sich nicht, nur Ihre Winkel. Bei dieser Übung sollten Grübchen bei Ihren Mundwinkeln entstehen.

- Legen Sie Ihre Finger jeweils links und rechts von Ihren Mundwinkeln und spüren Sie dabei, wie sich der Muskel bewegt.

DORT WO SIE DIE FINGER POSITIONIERT HABEN, SOLLTEN SIE AUCH EIN LEICHTES BRENNEN DES MUSKELS SPÜREN.

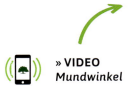

» **VIDEO**
Mundwinkel

1.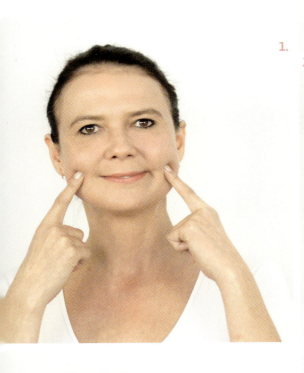
2.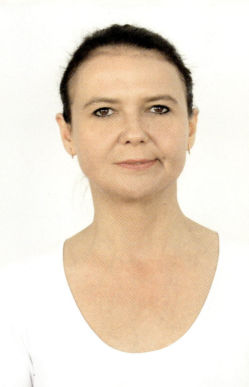
3.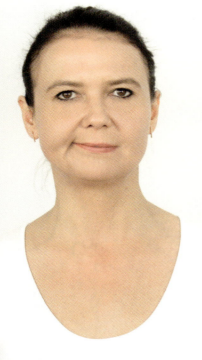
4.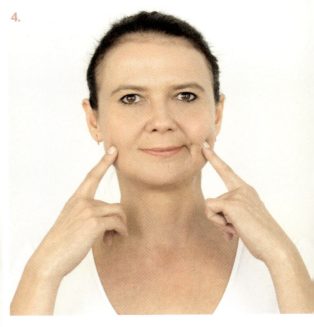

NASEN- UND LIPPENÜBUNGEN 57

WANGEN- UND HALS- ÜBUNGEN

Wangen- und Halsübungen

Die Wangen- und Halsübungen können sehr bald ohne Spiegel gemacht werden. Bei diesen Übungen entstehen kaum Falten und wenn, dann überschaubar, sodass Sie bald die Routine besitzen, die Hände richtig anzulegen.

Da diese Übungen kaum die Hilfe der Hände benötigen und eben bald ohne Spiegel beherrscht werden, können Sie sie eigentlich *in jedem unbeobachteten Augenblick* machen. Deshalb wird bei der Beschreibung der Übung auf die Finger nicht eingegangen, Wangenübungen lassen sich ohne Finger machen.

Wenn Sie sich die Hände waschen, machen Sie dabei schon den *Popeye*, wenn Sie sich in der Früh anziehen, können Sie *Wangenwände I* machen. *Hände hinterm Rücken* ist sehr gesellschaftsfähig und jederzeit anwendbar, im Büro, in der Straßenbahn, wo auch immer Sie gerade sitzen und die Hände hinterm Rücken verschränken können.

Ich habe eine Vielzahl von Wangen- und Halsübungen für Sie vorbereitet. Die Wangenübungen sind meist ein Garant für einen Muskelkater. Durch diesen merken Sie erst richtig, wie vernachlässigt Ihre Gesichtsmuskeln bis jetzt waren.

Tasten Sie mit Ihren Fingern Ihre Wangen ab und machen Sie das wenige Wochen später ebenso, nachdem Sie fleißig geübt haben.

SIE WERDEN DEN UNTERSCHIED NICHT NUR SEHEN, SIE WERDEN IHN AUCH SPÜREN.

Popeye

DIE BEWEGUNG

Verschmitztes Lächeln, verschmitztes Grinsen. Kopf heben und senken.

ÜBUNG

- Ziehen Sie Ihre Oberlippen über Ihre Zähne.

- Jetzt ziehen Sie die Unterlippe so weit wie möglich über die Oberlippe.

- Jetzt lächeln Sie dabei. Ihre Mundwinkeln ziehen sich auseinander.

> JE MEHR SIE DIE OBERLIPPE ÜBER DIE ZÄHNE ZIEHEN, JE MEHR SIE DIE UNTERLIPPE ÜBER DIE OBERLIPPE ZIEHEN UND JE MEHR SIE DABEI LÄCHLEN, DESTO ANSPRUCHSVOLLER WIRD DIE ÜBUNG.

- Jetzt heben und senken Sie den Kopf, heben und senken.

ÜBUNG STEIGERN

Sie können mit einiger Routine Ihre Hände überkreuzt auf Ihr Dekolleté legen, damit diese die Haut etwas halten, sodass beim Kopfheben etwas mehr Widerstand entsteht.

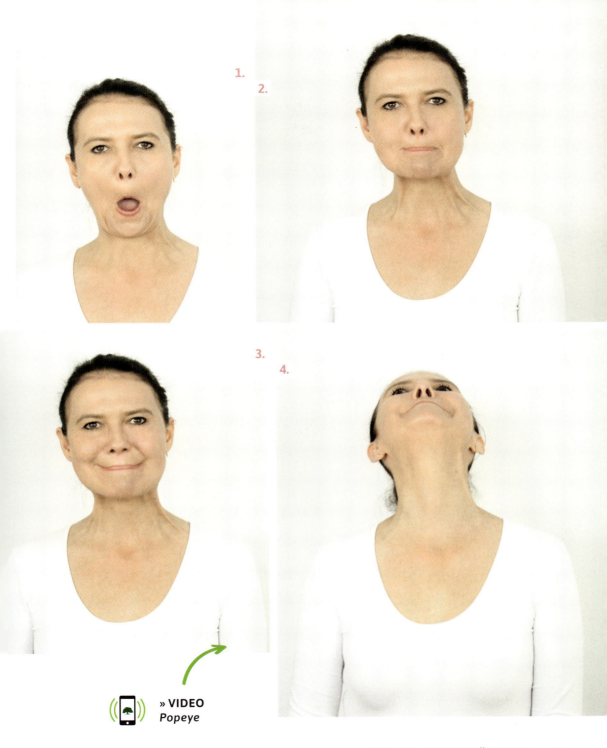

» VIDEO
Popeye

WANGEN- UND HALSÜBUNGEN

Wangenwände I

DIE BEWEGUNG

Lediglich Mund öffnen und schließen, ohne dass sich die Lippen berühren, die Spannung wird gehalten, indem die Lippen nie geschlossen werden.

AUFGABE DER FINGER

Eventuell bekommen Sie leichte Falten ausgehend von den Mundwinkeln bis zum Kinn, betrachten Sie sich und legen Sie Ihre Finger sanft auf diese Stelle.

DIE ÜBUNG

- Ziehen Sie Ihre Ober- und Unterlippen über Ihre Zähne, schieben Sie das Unterkinn leicht vor. Jetzt öffnen und schließen Sie den Mund, ohne dass sich die Lippen berühren.

- Dann heben Sie leicht den Kopf und wiederholen Sie die Bewegung, Mund auf und zu, ohne dass sich die Lippen berühren.

- Dann halten Sie inne, der Kopf wird nach oben gehalten, die Lippen leicht offen halten und bis 5 zählen.

Je mehr Sie die Lippen über Ihre Zähne spannen, desto effizienter ist die Übung. Stellen Sie sich dabei vor, dass sich Ihr Unterkinn wie eine Schaufel hebt und senkt.

BEI DIESER ÜBUNG DÜRFEN IHRE ZÄHNE NICHT SICHTBAR SEIN.

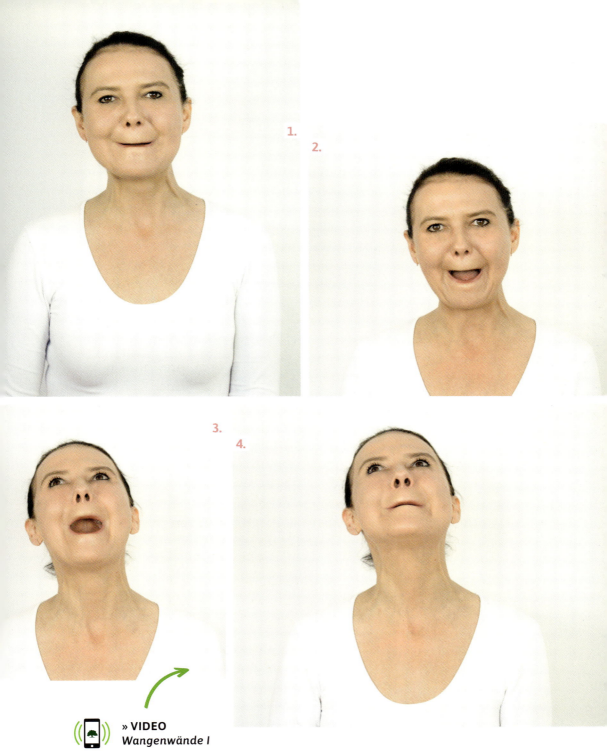

1.
2.
3.
4.

» **VIDEO**
Wangenwände I

WANGEN- UND HALSÜBUNGEN

Wangenwände II

DIE ÜBUNG

. Ziehen Sie Ihre Lippen über Ihre Zähne, so wie bei der vorherigen Übung, und bilden Sie dabei ein O mit den Lippen. Versuchen Sie – wie mit unsichtbaren Fäden – Ihre Mundwinkel nach hinten auf Ihre Backenzähne festzubinden. Es sollten dabei Grübchen entstehen, dann machen Sie es richtig.

. Halten Sie das O und jetzt öffnen und schließen Sie den Mund, ohne dass sich die Lippen berühren, 5 Mal. Dann machen Sie in dieser Stellung ein A, öffnen und schließen Sie wieder den Mund, ohne dass sich die Lippen berühren. Wiederholen Sie diesen Durchgang 3 Mal.

. Also ein O formen, 5 Mal Mund auf und zu, zum A wechseln, 5 Mal auf und zu, ein O, ein A, ein O und ein A.

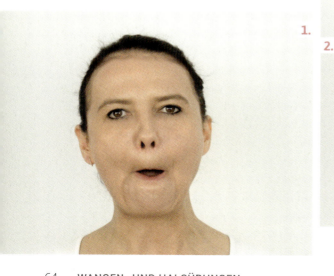
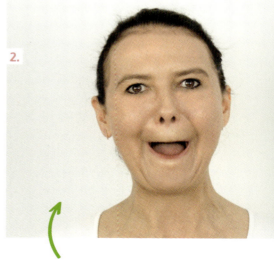

» VIDEO
Wangenwände II

Zähne zeigen

DIE ÜBUNG

- Setzen Sie sich aufrecht hin und schieben Sie Ihr Unterkiefer so weit vor, dass man Ihre Zähne sieht.

- Drehen Sie nun den Kopf nach links und schieben Sie das Kinn so weit vor, wie es Ihnen möglich ist. Der Kopf sollte nicht gesenkt werden, lediglich Ihr Kinn schiebt sich nach vorne. Dann drehen Sie den Kopf nach rechts und versuchen wieder das Kinn so weit wie möglich vorzuschieben.

Zur Verstärkung der Übung können Sie Ihre Zunge gegen den Gaumen drücken. Der innere Zungenmuskel hilft bei dieser Übung von innen mit.

Den inneren Zungenmuskel werden wir bei den Halsübungen noch öfters einsetzen, dieser ist für jede Halsübung wertvoll.

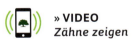
» **VIDEO**
Zähne zeigen

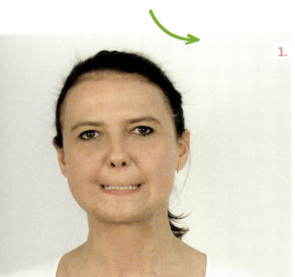
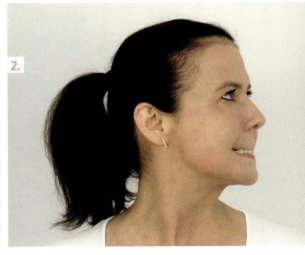

Fäuste machen

DIE ÜBUNG

- Setzen Sie sich an einen Tisch und stützen Sie Ihren Kopf ab, indem Sie Ihre Fäuste unter Ihrem Kinn platzieren.

- Jetzt pressen Sie die Fäuste gegen Ihr Kinn und gleichzeitig versuchen Sie ständig den Mund aufzumachen, sodass ein Druck und ein Gegendruck entstehen.

> AUCH HIER AUF DIE ZUNGE NICHT VERGESSEN, DRÜCKEN SIE DIE ZUNGENSPITZE GEGEN IHREN GAUMEN UND SIE VERSTÄRKEN DIE WIRKUNG DIESER ÜBUNG.

Haben Sie auch diese schlechte Gewohnheit? Wie stützen Sie normalerweise im Alltag Ihren Kopf ab? Legen Sie Ihre Wange in Ihre Hand? Haben Sie sich dabei beobachtet? Kann es vielleicht sein, dass Sie dabei die Wange nach oben schieben und oberhalb der Wange wulstige Falten entstehen?

Wenn das der Fall bei Ihnen ist, dann beginnen Sie, mit dieser Übung diese schlechte Gewohnheit umzustellen. Gewöhnen Sie sich an, Ihren Kopf abzustützen, indem Sie Ihr Kinn auf Ihre Hand stützen. Das schaut ebenfalls natürlich aus und verursacht keine Falten.

> ZUDEM KÖNNEN SIE DANN GLEICH DIESE ÜBUNG DURCHFÜHREN, JEDERZEIT IM ALLTAG, UNAUFFÄLLIG UND SEHR EFFIZIENT.

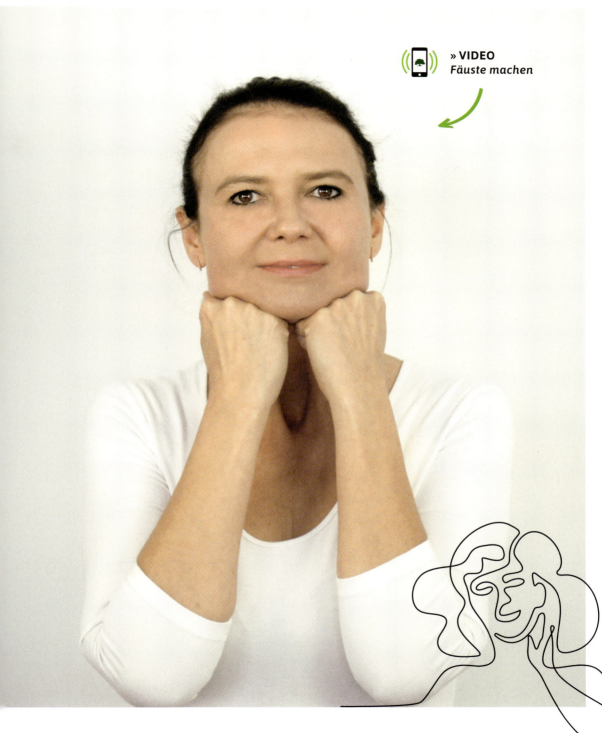

» **VIDEO**
Fäuste machen

WANGEN- UND HALSÜBUNGEN

Hals kräftigen

DIE ÜBUNG

- Legen Sie sich hin und entspannen Sie sich. Heben Sie Ihren Kopf und drehen Sie den Kopf einmal nach links, dann nach rechts, dann wieder in die Mittel, schließlich legen Sie den Kopf wieder ab.

- Machen Sie das 5 Mal hintereinander. Kopf hochheben, nach links drehen, dann nach rechts, dann in die Mitte und wieder hinlegen und entspannen.

Diese Übung eignet sich bei starkem Doppelkinn, in diesem Fall sollten Sie sie 2 bis 3 Mal in der Woche machen. Führen Sie diese Übung gleich in der Früh durch, noch bevor Sie aufstehen.

FALLS SIE KEIN DOPPELKINN HABEN UND SONST MIT IHREM HALS SO WEIT ZUFRIEDEN SIND, LASSEN SIE DIESE ÜBUNG GÄNZLICH AUS.

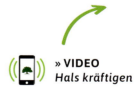
» **VIDEO**
Hals kräftigen

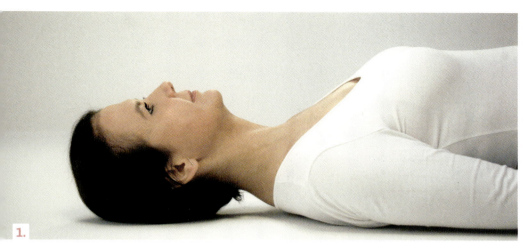

1.

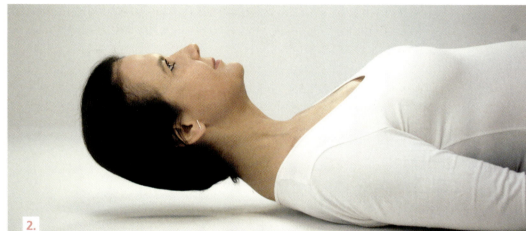

2.

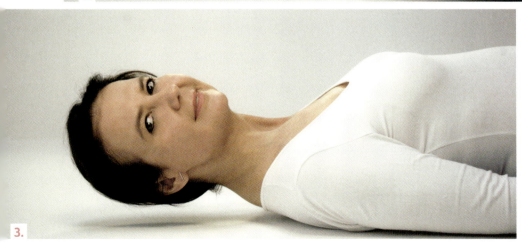

3.

WANGEN- UND HALSÜBUNGEN

Hände hinterm Rücken

DIE ÜBUNG

- Setzen Sie sich aufrecht hin, die Beine leicht auseinander, kreuzen Sie Ihre Hände hinter Ihrem Rücken und schauen Sie nach oben. Spüren Sie die leichte Spannung im Hals. Atmen Sie regelmäßig und schließen Sie die Augen.

- Versuchen Sie, mit dem Kinn den Himmel zu erreichen, damit die Spannung Ihres Halsmuskels stärker wird.

- Kreisen Sie während dieser Übung mit der Zunge im Mund oder halten Sie für 10 Sekunden die Zungenspitze gegen Ihren Gaumen gedrückt.

Spüren Sie die Spannung. Durch den Einsatz der Zungenspitze verstärken Sie diese Übung.

EINE GESELLSCHAFTSFÄHIGE, UNAUFFÄLLIGE ÜBUNG, HIER GIBT ES KEINE AUSREDE, DIESE NICHT MINDESTENS EIN MAL AM TAG ZU MACHEN.

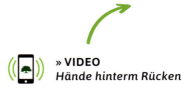

» **VIDEO**
Hände hinterm Rücken

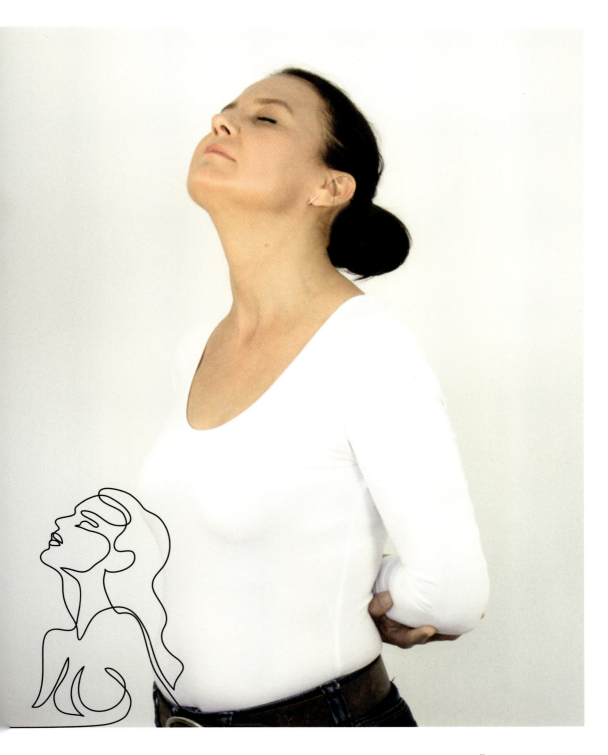

WANGEN- UND HALSÜBUNGEN 71

OBERARME
UND
DEKOLLETE

Oberarme und Dekolleté

Wir verlassen jetzt das Gesicht und den Hals und ich zeige Ihnen die letzten 2 Übungen.

Es sind *Yoga- und Pilates-Übungen*, die ohne (teure) Sportutensilien ausführbar und sehr effizient sind.

SIE DIENEN UNS ALS RUNDER ABSCHLUSS, UND SIND EIGENTLICH DAFÜR, DASS WIR NICHTS DAZU BENÖTIGEN, GAR NICHT MAL SO OHNE.

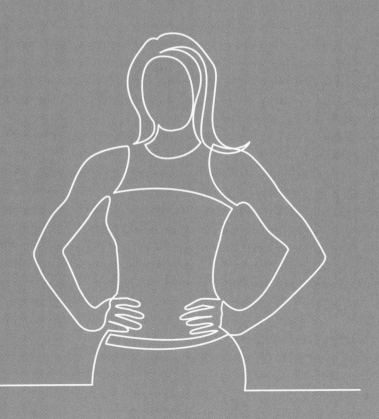

Dekolleté

DIE ÜBUNG

- Drücken Sie die Handflächen vor Ihrem Brustkkorb aneinander. Der Unterarm ist 90 Grad zu Ihrem Oberarm positioniert, er verläuft, so gut es geht, waagerecht.

- Nun pressen Sie 100 Mal die Handflächen kurz und schnell zusammen. Danach halten Sie die Handflächen aneinandergepresst und zählen bis 100.

Beim Aneinanderpressen entsteht keine Lücke zwischen den Handflächen, Sie berühren sich während der gesamten Übung.

MACHEN SIE DIESE ÜBUNG UNBEKLEIDET VOR EINEM SPIEGEL, DAMIT SIE SEHEN, WIE VIELE MUSKELN BEI DIESER ÜBUNG INVOLVIERT SIND.

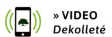
» **VIDEO**
Dekolleté

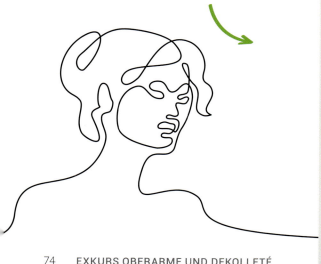
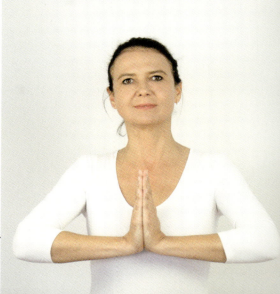

Oberarme

DIE ÜBUNG

- Stellen Sie sich hin, leicht nach vorne gekippt, halten Sie Ihre Hände ausgestreckt nach hinten, die Handflächen nach oben gerichtet.

- Nun wippen Sie mit Ihren Händen horizontal hin und her, ohne dass sich die Daumen berühren. Machen Sie diese Übung 100 Mal kurz und schnell.

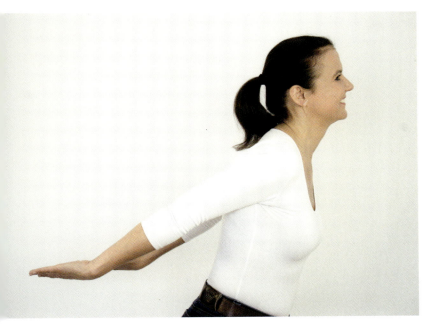

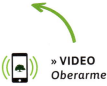

» **VIDEO**
Oberarme

EXKURS OBERARME UND DEKOLLETÉ

Sie haben es geschafft!

Wunderbar, Sie haben es geschafft!
Und welche Übungen haben Ihnen gefallen?

AM BESTEN, SIE WIEDERHOLEN DAS GANZE BUCH JETZT GLEICH NOCH EINMAL.

Dann suchen Sie sich Ihre 3 bis 5 Übungen aus, die angenehm für Sie waren. In 2 Stunden machen Sie diese Übungen wieder. Dann haben Sie für heute Ihr Pensum erfüllt.

Führen Sie die Übungen zuerst langsam und andächtig durch, versuchen Sie, den Sinn der Übungen zu verstehen, die Übungen auswendig zu lernen und erst dann beginnen Sie mit all Ihrem Ehrgeiz, die Anzahl der Trainigseinheiten zu steigern.

Wenn Sie schon etwas Routine gesammelt haben, dann eignet sich auch folgendes Programm: Sie suchen sich nicht 3 bis 5 Übungen aus, sondern 6 bis 10 und machen an einem Tag die eine Hälfte der Übungen, am nächsten Tag die andere. Dann wieder die eine Hälfte, am nächsten Tag wieder die andere.

SOMIT MACHEN SIE DAS GESAMTE PROGRAMM UND BENÖTIGEN PRO TAG AUCH NICHT MEHR ZEIT, WEIL SIE JA DIE ÜBUNGEN ABWECHSELN.

Oder Sie ändern nach einigen Monaten Ihr Training und suchen sich andere 3 bis 5 Übungen aus, die Sie statt der ersten Übungen machen.

Denken Sie daran, nach gewisser Zeit ein zweites Foto und später vielleicht sogar ein drittes Foto zu machen. *Notieren Sie das Datum oder die Zeitspanne, die zwischen diesen Fotos liegen.*

Das Foto sollte vor dem gleichen Hintergrund gemacht werden wie das erste Foto, mit ähnlicher Frisur und gleichem Kleidungsstück. So können Sie die Veränderungen erkennen.

Ihre Bilder können Sie mir mit ein paar Zeilen über Ihre Erfahrungen zusenden. Ich würde mich sehr freuen, ein Feedback von Ihnen zu erhalten, sodass ich wieder um Erfahrungen reicher werde, die ich weitergeben kann.

VIEL ERFOLG!

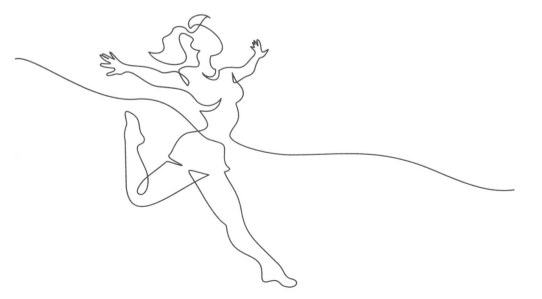

Über mich

Es gab keine Tragödie in meinem Leben, die mich zu dieser Methode führte, ich kann von keiner Lebenskrise berichten, die der Ursprung dieser Idee war. Alles lief eher unspektakulär ab.

Ich bin im Alter von 35 Jahren durch einen reinen Zufall und aus purer Eitelkeit zu dieser Methode gekommen.

Ich habe einen Bericht im Fernsehen gesehen, zu recherchieren begonnen, viel darüber gelesen, bei den wenigen Kolleginnen, die es gibt und gab, Einzelstunden genommen und war von der ersten Stunde an vom Gesichtstraining begeistert.

Für mich war klar: *Wenn ich etwas mehr Zeit habe, beginne ich diese Methode weiterzugeben.*

Und das war 2010: Ich habe mein eigenes Studio eingerichtet, aber den eigentlichen Durchbruch geschafft, als ich mit Seminaren für eine Bildungseinrichtung in Linz begonnen habe.

Hier bekam ich die Möglichkeit, die unterschiedlichen Gesichtstypen, Motive, Wünsche und Bedürfnisse der Teilnehmerinnen (nur ganz selten verirren sich Männer zu mir) kennenzulernen.

So entwickle ich meine Methode aufgrund des Feedbacks der Teilnehmerinnen immer weiter.

JANA VARGA-STEININGER
www.faceclass.at / info@faceclass.at

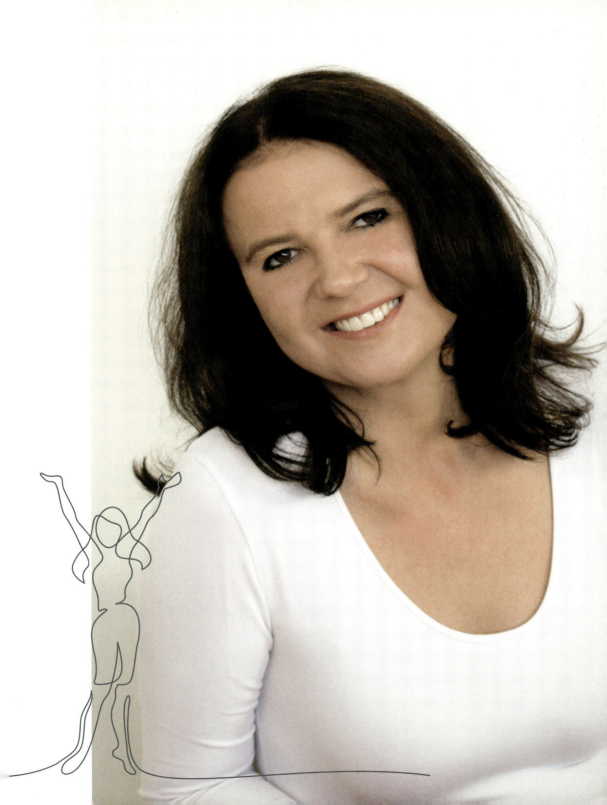

freya BUCHTIPPS

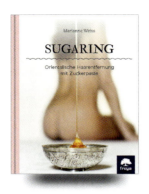

Marianne Weiss

Sugaring
Orientalische Haarentfernung mit Zuckerpaste

Sugaring ist mehr als orientalische Haarentfernung. Es ist eine sinnliche Lebensform. Ob du das erste Mal von Sugaring liest, dich schon zuckern lässt oder selber Hand anlegen willst, dieses Buch enthält alles. Vom Rezept zur Herstellung der Zuckerpaste in der eigenen Küche über die Anleitung, wie du dich mit der Handtechnik oder den Stoffstreifen selbst enthaarst, bis zu der Pflege der Haut für dein optimales Sugaring- Ergebnis.
ISBN 978-3-99025-244-4

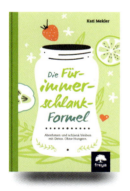

Kati Mekler

Die-für-immer-schlank-Formel
Abnehmen und schlank bleiben mit Detox. Ohne Hungern.

Die Detox-Queen aus Zürich zeigt uns den idealen Weg, Schlankwerden und Gesünderwerden durch Detoxen optimal zu verbinden. Simpel scheinen Ratschläge wie: Trinke viel Wasser, Green Up Your Life, weniger Säure, mehr Erfolg ... In Kombination sind sie Goldes wert! Abnehmen gelingt auf diese Art ganz ohne Kalorienzählen und ohne Diäten. Und es geht vor allem einher mit einem gesünderen Körper. Zusätzlich ist es keine trübe Angelegenheit, sondern es macht Spaß.
ISBN 978-3-99025-271-0

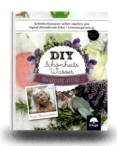

Ingrid Kleindienst-John

DIY Schönheitswasser
Natürliche Pflege

Schönheit aus der Teekanne oder der italienischen Espressomaschine? Klar geht das! Kräuter- und Blütentees tun uns nicht nur von innen gut, auch unsere Haut mag die Wirkstoffe der Pflanzen! Da diese Schönheitswässer leider nicht lange haltbar sind, müssen sie rasch verbraucht werden. Aus diesem Grund hat sich die Autorin auch ein paar Möglichkeiten überlegt, welche Kosmetika man damit sonst noch herstellen kann.
ISBN 978-3-99025-247-5

Erhältlich im gut sortierten Buchhandel.
www.freya.at   www.freya-verlag.de